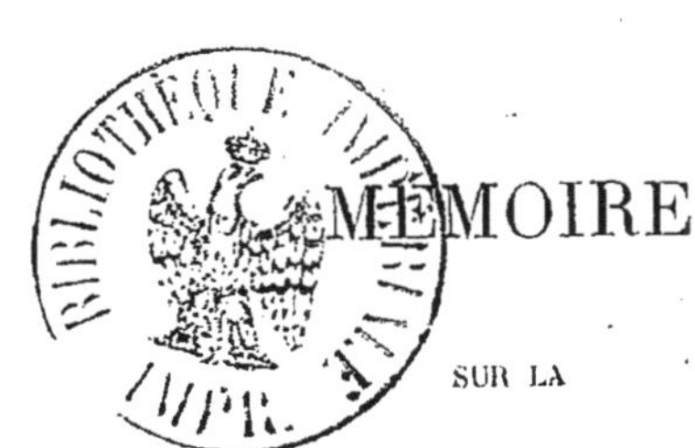

MÉMOIRE

SUR LA

TRÉPANATION CÉPHALIQUE

Angoulême. — Nouvelle Imprimerie QUÉLIN frères, rue des Moulins, 2,
et rue du Minage.

MÉMOIRE

SUR LA

TRÉPANATION

CÉPHALIQUE

PRATIQUÉE PAR LES MÉDECINS INDIGÈNES DE L'AOURESS

Oulad-Zian et des Beni-Ferrah, province de Constantine (Algérie)

PAR

M. LE DOCTEUR AMÉDÉE PARIS

Ancien Médecin militaire et en chef de l'Hôpital militaire de Biskra (Algérie);
Membre de la Société de Climatologie algérienne;
Membre de plusieurs autres Sociétés savantes ; Lauréat de Faculté ;
Médaille du Choléra (1854);
Directeur-Fondateur du Dispensaire ophthalmique d'Angoulême (Charente).

PARIS

ADRIEN DELAHAYE, LIBRAIRE-ÉDITEUR

PLACE DE L'ÉCOLE-DE-MÉDECINE

—

1865

MÉMOIRE

SUR LA

TRÉPANATION CÉPHALIQUE

PRATIQUÉE PAR LES MÉDECINS INDIGÈNES DE L'AOURESS

(Tribus des Ouled-Zian et des Beni-Ferrah, province de Constantine (Algérie)

INTRODUCTION

Il nous a paru intéressant d'étudier et de montrer de quelle manière la tradition a légué aux habitants ignorants et grossiers des tribus de l'Aouress (Ouled-Zian et Beni-Ferrah) la trépanation céphalique, cette opération délicate, qui exige de la part du chirurgien des connaissances étendues en anatomie, en pathologie et en médecine opératoire.

L'histoire du pays nous dit que les Rhazès, les Avicenne, les Abulcasis, arabes de naissance et qui restèrent attachés au sol, traduisirent et commentèrent les œuvres d'Hippocrate; elle nous dit également, et un monument en fait foi, que les Romains laissèrent à Lambessa, près Batna, province de Constantine, dans le voisinage de l'Aouress, un temple élevé à Esculape. Les Romains cultivaient la pratique médicale des peuples grecs; comme eux, ils connaissaient la trépanation.

C'est, nous le croyons, de cette double source qu'émanent les notions de la trépanation, que les tribus précitées se sont transmises et que nous avons recueillies pendant notre séjour à Biskra (province de Constantine), que nous habitâmes, pendant les années 1859, 1860 et 1861, en qualité de médecin en chef de l'hôpital militaire.

Nous eûmes, durant ce laps de temps, l'occasion de voir les instruments dont les médecins indigènes de l'Aouress se servent pour pratiquer la trépanation céphalique. Nous aurions été heureux de garder ces instruments en notre possession; mais, ceux qui nous étaient montrés passaient pour être sacrés; ils étaient, de plus, la propriété exclusive d'une famille de médecins, qui se les transmettaient comme un héritage, en même temps qu'ils enseignaient aux leurs les moyens de s'en servir. Nous les avons dessinés d'après nature et nous ajoutons au présent mémoire leur représentation exacte.

Par notre position spéciale, par nos relations amicales et de service avec MM. les officiers du bureau arabe de Biskra, nous fûmes plusieurs fois appelé à constater les résultats de la trépanation pratiquée sur des sujets d'âge différent.

Les faits que nous avons observés nous paraissent offrir à l'histoire de la chirurgie des documents précieux.

Nos confrères profiteront en même temps de cette importante découverte qui assure à leur pronostic des espérances que la trépanation céphalique laissait jusqu'à ce jour rares et souvent illusoires.

§. I. Définition.

La trépanation céphalique est pour les médecins indigènes de l'Aouress une opération qui a pour but d'enlever au crâne une plaque osseuse carrée.

Cette opération est le privilège de certains médecins ; elle les distingue seule de leurs confrères du voisinage et, nous pouvons le dire, de tous ceux de l'Algérie.

§. II. Indications de la Trépanation.

La trépanation est pratiquée :

1° Dans les cas de fractures simples du crâne ;
2° Dans les cas de fractures avec esquilles ;
3° Dans ceux où l'os est carié ou nécrôsé ;
4° Pour combattre les grandes douleurs de tête, telles que les douleurs ostéocopes.

L'âge n'est pas pris en sérieuse considération par les

médecins. Néanmoins, nous n'avons pas vu d'opérés qui eussent moins de dix ans et d'autres plus de soixante.

§. III. **Lieux d'élection.**

Les médecins n'ont aucune connaissance anatomique; ils agissent sur les parties malades, peu inquiets s'ils doivent atteindre des vaisseaux, des membranes importants. Ils se contentent de dire au blessé, au moment de l'opération : « Tu guériras, s'il plait à Dieu ! » et à la famille, si l'opéré succombe : « C'était écrit. »

§. IV. **Instrumentation.**

L'arsenal de l'opérateur se compose :
     1° d'un rasoir ;
     2° d'une serpette ;
     3° d'une scie simple ;
     4° d'une scie double ;
     5° d'un élévatoire droit ;
     6° d'un élévatoire courbe.

§. V. **Description des instruments.**

1° Le *rasoir* est ordinairement un vieux rasoir européen, dont l'usage n'est pas exclusivement réservé à la pratique de la trépanation céphalique : il sert également à raser la tête des hommes sains et aux scarifications, dont les médecins indigènes sont si prodigues.

2° La *serpette* est formée d'une lame de fer aciéré recourbée et tranchante à son extrémité supérieure et dont l'extrémité inférieure est fixée à un manche de tamarin. Elle est souvent remplacée par le *rasoir*.

3° La *scie simple* (fig. 2) se compose de deux parties distinctes, mais réunies : la scie proprement dite et le manche. Celui-ci est un morceau de branche de tamarin, qui mesure huit centimètres de longueur et deux centimètres de diamètre ; il est percé, dans sa longueur, d'une ouverture circulaire pratiquée à l'aide d'une tige de fer rougie au feu : cette ouverture reçoit la tige de la scie.

La *scie* est formée d'une lame de fer aciéré aplatie supérieurement et se terminant en pointe inférieurement. Cette pointe ou tige passe par l'ouverture du manche et se recourbe à angle droit à l'extrémité inférieure de celui-ci : elle mesure quatorze centimètres de longueur. En haut, la partie aplatie est large de deux centimètres, haute d'un centimètre : elle présente deux faces planes, un côté arrondi et un autre taillé verticalement et découpé par des dents au nombre de quatre à cinq ; chaque dent a deux millimètres de profondeur et un millimètre d'épaisseur.

4° La *scie double* (fig. 1) est également formée d'une tige de fer aciéré, aplatie supérieurement et terminée en bas par une pointe, qui traverse un manche de tamarin, de mêmes dimensions que celles du manche de la scie simple. La partie supérieure de la tige diffère seule de la précédente. Elle forme un T à branches supérieures un peu recourbées et amincies qui présentent chaque, comme celle de l'extrémité supérieure de la scie simple, deux faces aplaties, une face verticalement taillée et découpée par cinq à six dents plus petites que celles de la scie simple.

5° *L'élévatoire droit* (fig. 3) est formé d'une tige de fer de six centimètres de longueur, dont l'extrémité supérieure, amincie et taillée en biseau, est aplatie dans une étendue d'un centimètre et demi en largeur ; elle est fixée par son extrémité inférieure à un manche de tamarin.

6° *L'élévatoire courbe* (fig. 4) est une tige quadrilatérale de fer, aplatie supérieurement et recourbée en forme de petite houe, dont l'extrémité est amincie et taillée en biseau, de manière à permettre l'introduction facile de cet instrument sous le carré osseux à détacher.

La tige est de la même longueur que celle des instruments qui précèdent et, comme elle, se fixe en bas à un manche de tamarin.

₰. VI. **Objets du Pansement.**

Le principal objet du pansement de la plaie céphalique, qui résulte de la section osseuse, est une *plaque de cuivre* (fig. 5) circulaire, mesurant cinq centimètres de diamètre. Elle présente deux faces : une supérieure ou externe ; une inférieure ou crânienne. Au centre de cette dernière face, existe une cavité hémisphérique, dont le diamètre est de deux centimètres. Cette cavité est formée par la plaque repoussée de la face interne à la face externe, sur laquelle elle fait saillie.

Dans l'espace qui sépare la cavité du rebord de la plaque, se trouvent percés vingt à trente trous irréguliers, qui traversent la plaque et par lesquels les produits de la suppuration peuvent s'échapper. Ces trous servent en même temps au passage de cordons de laine, destinés à fixer la plaque sur les objets du pansement et sur le crâne. Ces cordons sont au nombre de deux ; ils affectent la disposition suivante : l'un des cordons est passé par un trou de la face externe à la face interne de la partie plane de la plaque et de celle-ci, par un trou voisin de la cavité hémisphérique, à la face externe d'où il monte sur la saillie. Là, le premier cordon rencontre un autre cordon, qui a été semblablement conduit, mais en sens opposé, de manière à croiser le premier sur la saillie. Il s'enroule sur ce cordon et se rend à l'extrémité du diamètre, qu'il trace ainsi par son application sur la plaque, pour passer par un autre trou. Chaque cordon est libre à son entrée dans le premier trou qu'il traverse ; mais il se termine par un fort nœud simple au moment où il arrive en dernier lieu à la face interne de la plaque. Au niveau des bords externes du dernier trou traversé par le cordon, celui-ci est soulevé et tendu par un cordon qui s'enroule autour de lui et qui est ensuite laissé flottant. Chaque cordon a une longueur suffisante pour que la plaque puisse être appliquée sur les pièces du pansement et maintenue solidement à la tête.

Les autres pièces du pansement se composent :

1° d'une petite compresse de coton ;
2° d'un morceau de burnous de laine.

La compresse de coton est recouverte, au moment du pansement, de goudron liquide.

§. VII. **Opération.**

MANUEL OPÉRATOIRE.

Le malade est assis par terre, sur un rocher, sur un banc de pierres ou de boue séchée au soleil.

PREMIER TEMPS. — *Dénudation de l'Os.*

La partie de la tête qui doit être trépanée est d'abord rasée. L'opérateur taille ensuite avec la *serpette* ou le *rasoir* un carré de peau, qui circonscrit la plaie ou la partie douloureuse.

Chaque incision pénétre jusqu'à l'os. La rétraction de la peau permet de disséquer celle-ci, en passant au dessous d'elle la serpette qui détache le lambeau de ses adhérences. Avec la même serpette, l'opérateur rugine l'os sur les lignes tracées par les incisions et le prépare à l'action des *scies à main.*

DEUXIÈME TEMPS. — *Section de l'Os.*

Sur les lignes de circonscription de la plaie ou de la douleur, l'opérateur applique d'une main ferme la *scie simple,* qu'il promène d'un angle à l'angle opposé et ainsi de suite jusqu'à ce que les lignes du carré soient toutes parcourues. Il arrive de la sorte et avec une lenteur effrayante, mais que le patient supporte avec résignation, à user l'os et à frayer une voie pour la *scie double* ou la *scie à dents fines.*

Avec le changement de coloration de la sciure, il change de scie et fait usage de la *scie double.* De même que la première, il promène cette deuxième scie dans la voie tracée sur les lignes de circonscription et parvient à user la table interne.

TROISIÈME TEMPS. — *Extraction du Carré osseux.*

Lorsqu'il n'entend plus le bruit rude et sec de la scie sur l'os; qu'il sent la scie s'enfonçant dans la cavité crânienne, l'opérateur essaie, à l'aide de *l'élévatoire droit,* de détacher le carré osseux : s'il trouve trop de résistance, il continue de scier jusqu'à ce qu'après maintes tentatives, il sente le carré osseux libre. Il introduit alors, au-dessous de la partie la plus libre, l'extrémité recourbée de *l'élévatoire courbe* et détache brusquement le carré osseux des adhérences qui peuvent encore le retenir au crâne. Dans ce mouvement souvent mal exécuté, il arrive quelquefois que le carré osseux entraine avec lui une partie de la table externe ou de la table interne voisine : tel est le cas d'un sujet dont l'os trépané a été soumis à notre examen et que représente la figure 6.

QUATRIÈME TEMPS. — *Pansement.*

L'opérateur retire avec une pince à épiler les fragments osseux enfoncés dans les parties sous-jacentes, essuie le sang ou le pus avec un chiffon de coton ; puis il applique les divers objets du pansement. Il enduit d'une

épaisse couche de goudron la petite compresse de coton
et l'introduit dans la plaie, en pressant sur elle avec le
doigt indicateur ou le pouce. Il recouvre cette compresse
et les bords de la plaie d'un morceau de burnous de
laine et sur le tout il met la plaque de cuivre, qu'il fixe
à l'aide des cordons.

L'opération étant terminée, on rabat sur la tête du
malade le capuchon de son burnous.

Au bout de trois à quatre jours la suppuration s'éta-
blit; elle s'échappe sur les bords de la plaie, passe sous
la plaque de cuivre ou filtre par les trous de cette plaque. L'opérateur, mieux les parents du malade (car le
premier est souvent absent, en pratique sur les marchés
voisins où il rase, ventouse) délient les cordons de la
plaque, retirent les compresses de laine et de coton et
renouvellent le pansement en observant strictement les
indications du premier pansement.

Ce pansement est continué pendant deux à trois mois;
alors, la plaie osseuse est comblée par des bourgeons
charnus.

Les bourgeons charnus arrivés au niveau du cuir
chevelu sont quelquefois laissés sans pansement; ils se
séchent au contact de l'air chaud, emprisonné de la ca-
lotte de carton. Une croûte épaisse se forme ainsi et l'o-
péré n'a plus de souci de son mal. D'autres fois, les
bourgeons sont recouverts de goudron liquide saupou-
dré d'alun destiné à les arrêter par son astringence et à
faciliter la formation de la croûte que l'opéré, l'opérateur et les parents respectent.

A une époque qui varie entre six mois et un an, la guérison est obtenue. Chez quelques personnes syphilitiques ou scrofuleuses, la guérison se fait longtemps attendre ou n'arrive jamais, parce que les malades ne sont soumis à aucun traitement spécifique.

§. VIII. **Observations.**

Nous avons vu cinq malades opérés par la trépanation et qui se promenaient sans être guéris, et cependant sans inquiétude. Chez deux de ces opérés, nous avons trouvé le carré osseux réparé par un tissu résistant, blanchâtre, déprimé à son centre ; les autres présentaient des bourgeons charnus qui donnaient au doigt la sensation des mouvements du cerveau. Tous avaient été trépanés dans la région pariétale : quatre à droite, un à gauche ; trois en avant et sur la partie moyenne de l'os, un sur le milieu de l'os, un en arrière et sur la partie moyenne.

Le 10 avril 1860, M. le capitaine Rose, chef du bureau arabe de Biskra, nous envoya un enfant, âgé d'environ dix ans, des Beni-Ferrah. Cet enfant était tombé, la tête la première, de la terrasse de sa maison sur un tas de pierres.

Un opérateur avait trépané cet enfant quarante jours avant notre examen pour une fracture prétendue. Il avait enlevé un carré osseux au pariétal droit, au-dessus de l'angle antéro-inférieur de cet os et avait ainsi évité la déchirure de la branche antérieure correspondante de l'artère sphéno-épineuse, partant l'hémorrhagie sérieuse qui en résulte.

Nous reconnûmes la brèche osseuse carrée, régulière et en grande partie comblée par des bourgeons charnus, doués de mouvements isochrones à ceux du cerveau.

A la suite de la contestation sur le prix réclamé par l'opérateur pour les soins qu'il avait donnés à l'enfant, la famille de l'opéré venait soumettre la cause à la juridiction du bureau arabe de Biskra, fondant son opposition sur les motifs suivants : 1° l'opération qui avait été pratiquée n'avait pas de raison d'être ; 2° cette opération avait été mal faite.

La trépanation céphalique est généralement considérée par les indigènes de l'Aouress comme une opération qui est sans résultats dangereux. C'est pourquoi elle a fait naître, chez quelques personnes, la pensée de se faire trépaner pour assouvir la soif de l'or, qui dévore les populations arabes. Voici ce qui nous a été raconté à ce sujet et qui s'est passé dans l'année 1859 :

Deux individus des Beni-Ferrah avaient eu une querelle, dans laquelle l'un deux avait porté des coups de bâton sur le corps de l'autre, sans atteindre la tête.

Quelques jours après, le battu se faisait trépaner pour une prétendue fracture du crâne. Il ne manqua pas, durant le traitement, de profiter de son état pour intenter un procès à son adversaire qui justifia de la ruse et de l'audace du premier et le fit punir, ainsi que l'opérateur qui avait facilité le procès par son intervention criminelle.

EXPLICATION DE LA PLANCHE

(Les figures donnent la grandeur naturelle des instruments et autres objets).

Fig. I.   Scie double.

Fig. II.   Scie simple.

Fig. III.   Élévatoire droit, vu de face.

Fig. IV.   Élévatoire courbe, vu de côté.

Fig. IV *(bis)*. Extrémité supérieure, en forme de houe, de l'élévatoire courbe.

Fig. V.   Plaque de cuivre percée de trous.
A. Face externe de la saillie hémisphérique.
B. L'un des trous.
C. D. Cordons de laine à leur entrée dans les trous de la
plaque.
H. G. Cordons de laine à leur entrée dans les trous sur
le bord interne desquels ils sont noués.
E. F. Cordons de traction ajoutés aux précédents
cordons.

Fig. VI. Plaque osseuse enlevée à un pariétal droit.
A. B. C. D. Lignes droites qui circonscrivent un orifice
anfractueux, suite d'une carie, par lequel l'opérateur
a introduit un élévatoire courbe. Les efforts développés
pour arriver à l'extraction du carré osseux, ont dé-
taché la plaque représentée par le dessin.

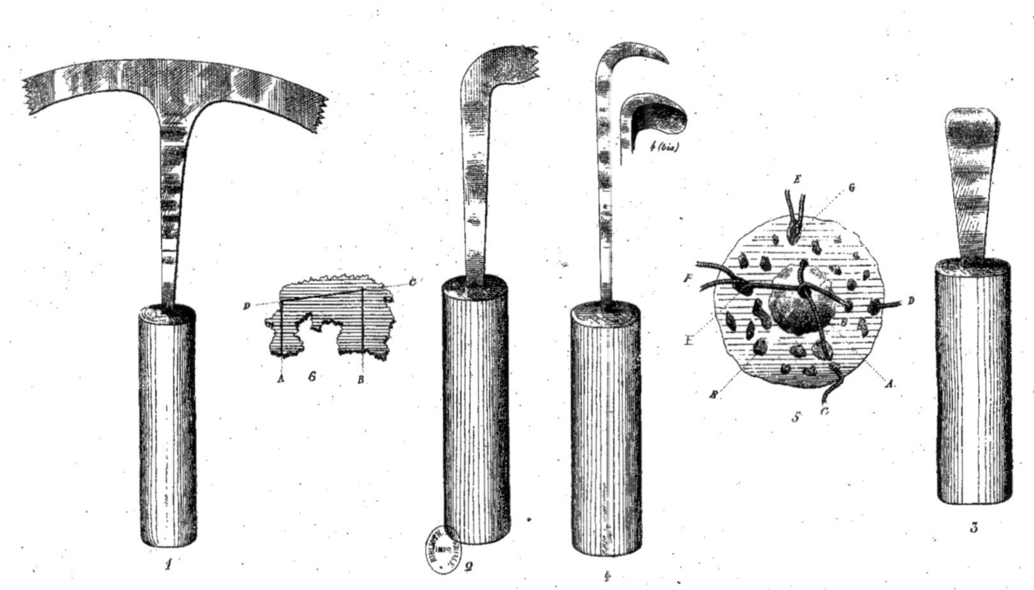

Dr. Am. Paris, ad nat del.

Lith. Marquant, Armentières

Angoulême. — Nouvelle Imprimerie Quélin frères, rue des Moùlins, 2,
et rue du Minage.